RGP及角膜塑形镜
取戴与护理指南

主编
瞿小妹
刘文华

编者
瞿小妹
刘文华
陈　志
张晓宇

復旦大學出版社

目录

1. 硬镜需要专用护理液 ……………… 1
2. 硬镜护理系统3步骤 ……………… 7
3. 硬镜的正确取戴方法 ……………… 12
4. 硬镜取戴及护理注意事项 ………… 19

1. 硬镜
需要专用护理液

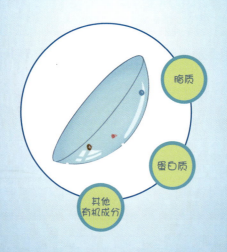

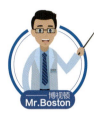

配戴不舒适？
你的硬镜需要专用护理液

　　硬镜是具有屈光矫治作用的一种质地较硬、透氧性较好的隐形眼镜。主要包括：RGP和OK镜（又称角膜塑形镜）。

　　目前，博视顿多种材料被广泛运用于众多知名硬镜品牌产品。配合使用博视顿硬镜护理产品，给您的硬镜带来全面适宜的呵护。

　　由于硬镜材料的特性，泪液和污染物中的脂质、蛋白质和其他有机成分易吸附在镜片表面，同时干燥的表面可加快这些污染物的沉淀速度。

" 因此硬镜需要特殊护理 "

硬性透气角膜接触镜清洁液
深度清洁　去脂质

可清除硬镜表面的脂质、顽固沉积物和细胞碎屑等造成角膜接触镜配戴不适的物质，保护镜片表面。在镜片每次使用后及护理前使用。

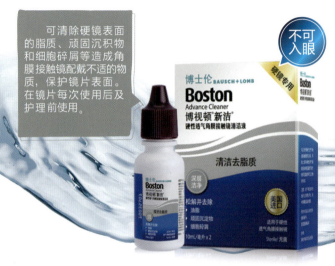

 ✅ 去除脂质　配戴舒适　　 ✅ 深层清洁　保护镜片

硬性角膜接触镜护理液
多效合一 多功能护理

适用于清洁、除蛋白、冲洗、消毒、贮存硬镜。具有清洁和消毒的双重作用，在戴镜前、摘镜后使用。

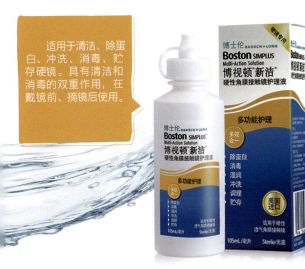

✓ 深层洁净

✓ 有效杀菌

✓ 保湿滋润

✓ 冲洗、调理、贮存全面护理

硬性角膜接触镜酶清洁剂
一周一次 除蛋白

简单易用，能有效去除硬性角膜接触镜上的蛋白质沉淀。一周一次，无防腐剂，可替代去蛋白酶片并且不需要单独的镜盒。

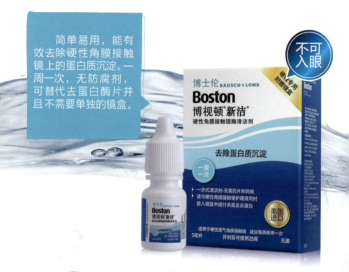

☑ 保持镜片洁净 提高配戴舒适感

☑ 有效简便除蛋白

☑ 不含防腐剂

硬性透气角膜接触镜润滑液
配戴润滑　有效保湿

可增加接触镜的湿润性以减轻其对角膜的摩擦，可以帮助清除细胞碎屑，这些碎屑在配戴接触镜时可能导致刺激、不适和视物模糊。可直接滴入眼内，用于润滑和湿润，提高配戴舒适性。

✓ 增加硬镜湿润性

✓ 减轻硬镜对角膜的摩擦

✓ 提高配戴舒适性

✓ 直接滴眼

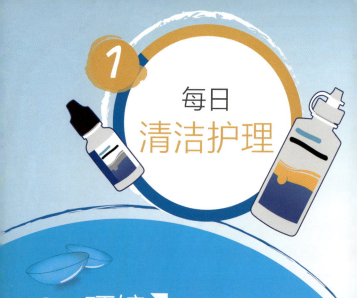

1 每日清洁护理

2. 硬镜护理系统 3 步骤

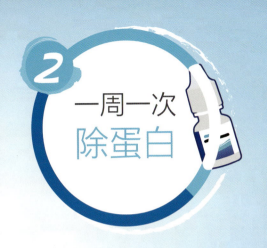
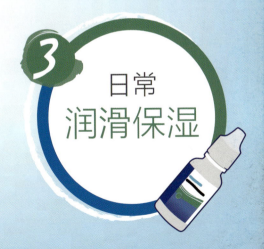

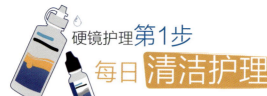

硬镜护理第1步
每日清洁护理

摘镜后

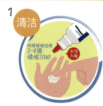

1 清洁

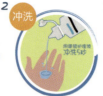

2 冲洗

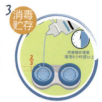

3 消毒贮存

在摘镜后,把镜片凹面向上放在干净的手心中,滴2~4滴硬镜清洁液。

用另一只手的食指或中指轻搓镜片20秒,可深度清洁去除脂质残留。

硬镜清洁液不可入眼,需要使用硬镜护理液彻底冲洗5秒,去除硬镜上的清洁液痕迹。

最后将镜片放入镜盒内注入至少2/3的硬镜护理液,浸泡4小时或以上。

戴镜前

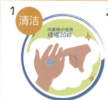

1 清洁

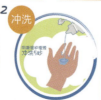

2 冲洗

在戴镜前,使用硬镜护理液揉搓镜片20秒,再冲洗5秒,冲走松散在镜片表面的沉淀物后即可准备配戴。

硬镜护理第2步
一周一次 除蛋白

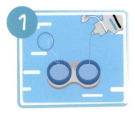

把清洁干净的镜片放入充满新鲜硬镜护理液的镜盒内。

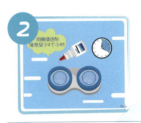

在镜盒两侧各加入2滴酶清洁剂,并且浸泡至少4小时。

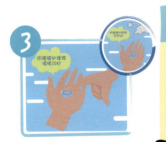

在配戴前使用硬镜护理液对硬镜揉搓20秒,并冲洗5秒,彻底去除清洁剂残留。

💡 小提示

为什么要一周一次除蛋白?

日常护理可以清除大部分的沉淀物,但对于部分变性蛋白质仍不易被彻底清除。

镜片上的蛋白质沉淀会导致戴镜后的视物模糊,产生异物感;严重时还会引起炎症反应。

因此,一周一次除蛋白是硬镜护理不可或缺的步骤。

Mr.Boston

硬镜护理第3步
日常 润滑保湿

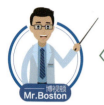

Mr.Boston 博视顿

在干燥环境中,硬镜配戴者常会感到眼部干燥、灼烧感、异物感或视物模糊。在戴镜、摘取和配戴过程中,每次滴入1~2滴硬镜专用润滑液,可有效保湿润滑。

摘取

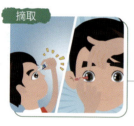

 摘镜前使用
方便镜片摘取

配戴前使用
帮助镜片戴入

配戴

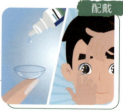

配戴过程中

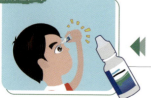

配戴时使用
提高配戴舒适性

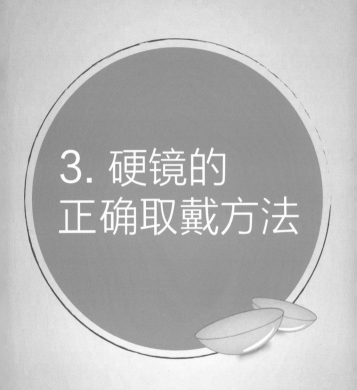

3. 硬镜的正确取戴方法

配戴

01

将指甲剪短，随后拿干净的毛巾放于镜子前以免镜片掉落在地上或遗失。

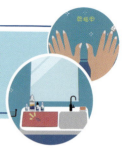

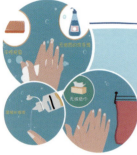

配戴前使用中性肥皂或无脂质的洗手液彻底清洁双手，并使用干净的毛巾或无绒纸巾擦干双手，指尖可再用硬镜护理液进行冲洗。

02

03

然后用硬镜护理液冲洗镜片，再将镜片的凹面向上置于右手食指尖，并在凹面注入一滴硬镜润滑液。

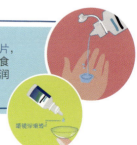

配戴

04

双眼固视正前方,用左手食指拉开右眼上睑,右手中指拉开右眼下睑,将镜片放入黑眼珠中央。左、右配戴方法同样哦!

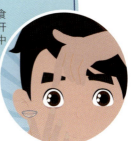

Mr.Boston 博视顿

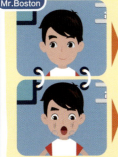

要保证镜片在黑眼珠上放置稳妥后,才可放开拉开眼睑的手指。

小提示

过早放开可能使镜片偏移或脱落。

摘取

Mr.Boston 博视顿

摘取硬镜前的准备

可滴1~2滴硬镜润滑液，方便摘取。

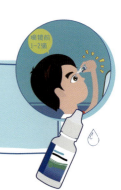

方法一
挤出法

1 右手食指拉开右眼下眼睑固定不动

2 左手绕过头顶用食指拉开右眼上眼睑睫毛根

3 上下对称，使镜片一边缘翘起，最后推出镜片

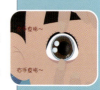

摘取

方法二
吸棒法

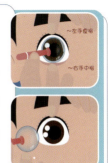

1. 眼睛注视前方
2. 用左手食指和右手中指拉开右眼上下睑
3. 用右手食指和大拇指捏住吸棒对准镜片中央
4. 吸着镜片后将镜片从黑眼珠移至眼白处,并将其取出

方法三
剪切法

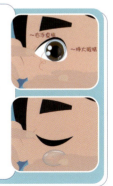

1. 左手放在右眼下方以承接落下的镜片
2. 注视前方或稍向鼻侧
3. 尽力睁大眼睛,将右手食指放在右眼外眼角处
4. 朝外侧拉眼睑使其绷紧,同时眨眼,最后取下镜片

左右眼摘取方法同样哦!

移位

如何处理镜片移位?

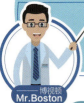

Mr.Boston 博视顿

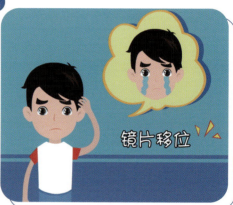

镜片移位

初戴期泪水较多或配戴方法不正确容易导致镜片从**黑眼珠滑移至眼白**,我们该如何处理?

移位

01
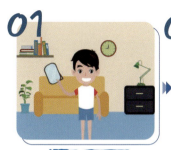
你只需找一面镜子。

02
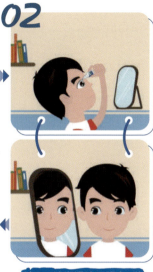
滴1~2滴润滑液于眼中，随后注视与镜片相反方向。

03
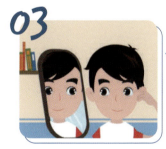
将手放在移位镜片旁的眼睑外，并慢慢往镜片方向看，镜片会自动移回黑眼珠上。

小提示
如果不能复位，就需要重新取戴了。

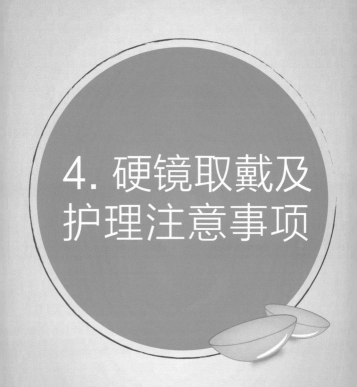

4. 硬镜取戴及护理注意事项

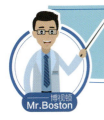

硬镜取戴注意事项

请勿使用镊子等尖锐工具夹持硬镜。

分清左右镜片，无论是配戴还是摘取，都建议养成先右后左的习惯。

硬镜的初戴者一般需要1~2周的适应期。由于个体差异，有些人的适应期更长。

初戴期的适应反应，如：眨眼次数及泪水增多、异物感、轻度发痒及充血、视力不稳定等。如不适加重或始终不见好转 建议去医院就诊。

硬镜护理注意事项

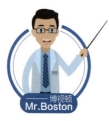

请确保在产品有效期内使用。

不可使用软镜护理液护理硬镜。

用过的护理液应及时倒尽。

护理液在正常使用期间发生浑浊导致眼刺激、眼红等应立即停止使用。

每天使用硬镜护理液对镜盒、吸棒等辅助工具进行清洁,至少3个月更换一次。

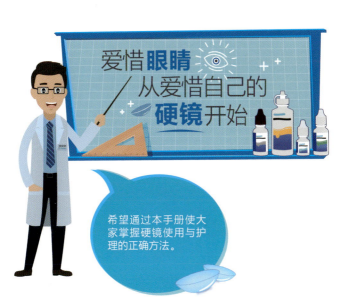

图书在版编目(CIP)数据

RGP 及角膜塑形镜取戴与护理指南/瞿小妹,刘文华主编. —上海:复旦大学出版社,
2020.3
ISBN 978-7-309-14828-2

Ⅰ.①R… Ⅱ.①瞿… ②刘… Ⅲ.①角膜接触镜-基本知识 Ⅳ.①R778.3

中国版本图书馆 CIP 数据核字(2020)第 017377 号

RGP 及角膜塑形镜取戴与护理指南
瞿小妹 刘文华 主编
责任编辑/王 瀛

复旦大学出版社有限公司出版发行
上海市国权路 579 号 邮编:200433
网址:fupnet@fudanpress.com http://www.fudanpress.com
门市零售:86-21-65642857 团体订购:86-21-65118853
外埠邮购:86-21-65109143
上海丽佳制版印刷有限公司

开本 787×960 1/32 印张 1 字数 15 千
2020 年 3 月第 1 版第 1 次印刷
印数 1—5 300

ISBN 978-7-309-14828-2/R·1783
定价:28.00 元

如有印装质量问题,请向复旦大学出版社有限公司发行部调换。
版权所有 侵权必究